BEI GRIN MACHT SICH IHR WISSEN BEZAHLT

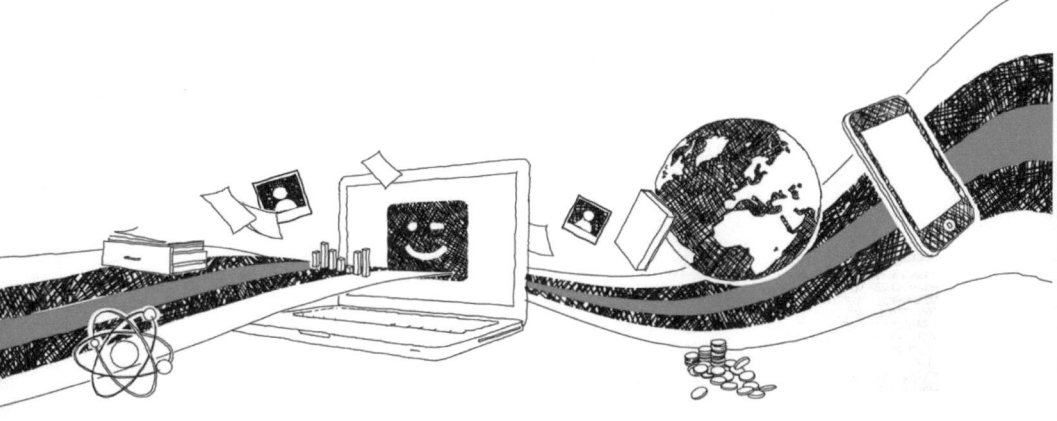

- Wir veröffentlichen Ihre Hausarbeit,
  Bachelor- und Masterarbeit

- Ihr eigenes eBook und Buch -
  weltweit in allen wichtigen Shops

- Verdienen Sie an jedem Verkauf

Jetzt bei www.GRIN.com hochladen und kostenlos publizieren

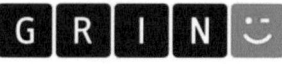

Narkolepsie. Diagnose, Therapie und Folgen

Laura Peter

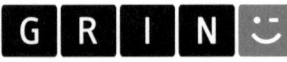

Bibliografische Information der Deutschen Nationalbibliothek:

Die Deutsche Nationalbibliothek verzeichnet diese Publikation in der Deutschen Nationalbibliografie; detaillierte bibliografische Daten sind im Internet über http://dnb.d-nb.de abrufbar.

ISBN: 9783346838261
Dieses Buch ist auch als E-Book erhältlich.

Druck und Bindung: Books on Demand GmbH, Norderstedt Germany
Gedruckt auf säurefreiem Papier aus verantwortungsvollen Quellen

Das vorliegende Werk wurde sorgfältig erarbeitet. Dennoch übernehmen Autoren und Verlag für die Richtigkeit von Angaben, Hinweisen, Links und Ratschlägen sowie eventuelle Druckfehler keine Haftung.

Das Buch bei GRIN: https://www.grin.com/document/1337510

Fachhochschule für Verwaltung

Hausarbeit

Narkolepsie – „die Schlafkrankheit"
Diagnose, Therapie und Folgen

Eingereicht von: Laura Peter

Kurs: Wissenschaftliches Arbeiten

Inhalt

Abbildungsverzeichnis

Abbildung 1: Stationäre Behandlungsfälle 2002 mit der Hauptdiagnose „Schlafstörungen"

Abkürzungsverzeichnis

evtl.	eventuell
z.B.	zum Beispiel
ebd.	ebenda
ca.	circa
i.d.R.	in der Regel
etc.	et cetera
DGSM	Deutsche Gesellschaft für Schlafforschung und Schlafmedizin

1. Einleitung

Eine Lehrerin kann nichts dagegen tun, wenn sie im Unterricht einschläft.
Der Kopf von Herrn S. sinkt nach dem Lachen über einen Witz auf den Tisch.

Dies sind alltägliche Situationen, die Narkolepsie-Patienten erleben.
Narkolepsie wird umgangssprachlich auch als „Schlafkrankheit" bezeichnet, da sich diese spezielle Krankheit durch tägliche Einschlafattacken kennzeichnet. Die Existenz dieses Leidens entzieht sich der Kenntnis der breiten Masse der Bevölkerung, wobei sich die Deutung der Symptome selbst für die Betroffenen als ebenso schwierig erweist. Es dauert oft Jahre bis die Krankheit diagnostiziert wird.[1]

Im Rahmen dieser Arbeit soll ein Überblick über das Krankheitsbild der Narkolepsie gegeben werden, welche noch weitestgehend unerforscht ist, obwohl es 1862 die erste Fallbeschreibung von Narkolepsie gegeben hat.[2] In diesem Zusammenhang stellen sich zentrale Fragen wie: Was sind die größten Problemfelder dieser Krankheit und wie kann mit der „Schlafkrankheit" heutzutage umgegangen werden?

Der erste Teil der Ausarbeitung konzentriert sich auf die Details der Narkolepsie, welche Arten es gibt, wie die Krankheit erkannt werden kann und welche Begleiterscheinungen auftreten können. Unter Bezugnahme auf die Begleiterscheinung „Schlafparalyse" wurde ein Interview mit einer außenstehenden Person geführt, welche dieses Phänomen - wenn auch nicht im Zusammenhang mit Narkolepsie - erleben musste. Der weitere Verlauf fokussiert sich auf die potenziellen Therapiemöglichkeiten zur Behandlung von Narkolepsie.

Zum finalen Teil der Arbeit wird das Augenmerk auf die alltäglichen Folgen für Narkolepsie-Patienten gelegt und auf welche Art die Betroffenen sowohl im Alltag als auch am Arbeitsplatz mit der „Schlafkrankheit" umgehen können.

Die Erstellung dieser Hausarbeit erfolgt auf der Grundlage einer Recherche von Büchern, Fachartikel und Studien. Sowohl Herr Prof. Dr. Geert Mayer als auch Herr Dr. Peter Geisler haben mir ihre fachspezifisch verfassten Bücher zur Narkolepsie zur Verfügung gestellt.

2. Schlafstörungen
2.1 Was sind Schlafstörungen allgemein?

Der Schlaf dient als wichtige Komponente, damit wir uns leistungsfähig und ausgeglichen fühlen.[3] Stets trifft man auf Äußerungen wie „Ich hatte eine schlechte Nacht", „Ich bin immer wieder aufgewacht" oder „Ich konnte einfach nicht einschlafen". Doch wann spricht man wahrhaftig von einer Schlafstörung? Ob Gedanken über den Beruf, private Probleme oder zu viele Termine – all das kann uns vom Schlaf abhalten und lässt nicht jede Nacht die erholsamste sein. So ist es nicht verwunderlich, wenn man in belastenden Situationen von seinem eigenen Körper vom Schlaf abgehalten

---

[1] Hans-Günter Weeß, Schlaf wirkt Wunder. München 2018, S.285
[2] Geert Mayer, Taschenatlas spezial – Narkolepsie. Stuttgart 2006, o.S.
[3] Vgl. Qualimedic, Gesunder Schlaf. Köln 2001, S.10

wird. Nach Jürgen Zulley wird der Schlaf erst zum Problem, wenn das Leiden länger als 4 Wochen andauert und man ständig unter extremer Tagesmüdigkeit leidet.[4] Schlaf gilt für die Menschheit in der Regel als so selbstverständlich, dass sich über „gesunden Schlaf" und den Sinn des Schlafens kaum Gedanken gemacht wird.

2.2 Gesunder Schlaf

Der gesunde Schlaf kann regulär in 3 Phasen eingeteilt werden. Zum Einen in den Wachzustand, zum Anderen in den Non-REM- und REM-Schlaf.[5] Diese Phasen wechseln sich in der Nacht regelmäßig ab. Der Wachzustand realisiert sich kurz nach dem hinlegen. Bei dieser Phase ist das Gehirn noch aktiv, die Augen bewegen sich und die Muskeln sind noch angespannt (ebd.). Etwa nach einer halben Stunde wird das erste Stadium des Non-REM Schlafs erreicht. Hier wird die Gehirnaktivität geringer, die Muskelspannung lässt nach und die Augen beginnen zu rollen. Der Schlaf wird nun immer intensiver und nach und nach werden die Stadien 2,3 und 4 erreicht. Die beiden letzteren werden auch als Tiefschlafphase bezeichnet (ebd.). Eine Körperbewegung leitet den sogenannten REM-Schlaf ein. In diesem Zustand lässt die Muskelspannung völlig nach. Zudem kennzeichnet sich das letzte REM-Schlafstadium dadurch, dass der Schlafende in dieser Phase schwer aufzuwecken ist und ebenso schnelle Augenbewegungen festzustellen sind. Demzufolge auch der Name REM – „Rapid Eye Movement".[6][7]

2.3 Gestörter Schlaf

Beim gestörten Schlaf werden sowohl die Beständigkeit der Schlafzyklen gestört als auch die Schlafstadien verändert.[8] Die Tiefschlafphasen sowie der REM-Schlafanteil vermindern sich und die Anzahl der Weckreaktionen nimmt deutlich zu.[9]

Charakteristische Merkmale gestörten Schlafs können unter anderem sein[10],
- dass Betroffene schlecht einschlafen können,
- dass Betroffene einschlafen, aber bald wieder aufwachen,
- dass Betroffene morgens viel zu früh aufwachen und vor dem Aufstehen nicht mehr einschlafen können.

3. Narkolepsie – „die Schlafkrankheit"
3.1 Begriffserklärung Narkolepsie

Bei Narkolepsie handelt es sich um eine chronische Störung der Schlaf-Wach-Regulation.[11] Laut UCB zeigen neueste Untersuchungsergebnisse, dass im Gehirn von Narkolepsie-Patienten weniger Hypocretin als bei gesunden Menschen vorhanden ist.[12] Auch Herr Peter Geisler erläutert in seinem Buch, dass es sich durch die

---

[4] Vgl. Jürgen Zulley, Mein Buch vom guten Schlaf. München 2005, 1.Auflage, S.190
[5] Vgl. Qualimedic, Gesunder Schlaf. Köln 2001, S.39
[6] Vgl. Qualimedic, Gesunder Schlaf. Köln 2001, S.40
[7] Vgl. Reinhard Horowski, Schlafstörungen. Niederhausen 2001, S.15
[8] Vgl. RKI, Schlafstörungen. Berlin 2005, Heft 27, S.9
[9] Vgl. Qualimedic, Gesunder Schlaf. Köln 2001, S.42
[10] Vgl. Qualimedic, Gesunder Schlaf. Köln 2001, S.53
[11] Vgl. Geert Mayer, Taschenatlas spezial – Narkolepsie. Stuttgart 2006, o.S.
[12] Vgl. UCB Pharma GmbH, Narkolepsie – den Ursachen auf er Spur. https://www.hellwach-narkolepsie-erkennen.de/was-ist-narkolepsie, Zugriff: 16.07.2020

Erkenntnis, dass der Botenstoff Hypocretin bei Narkolepsie entfällt, um eine primäre Störung der Regulation der Wachheit handelt.[13] Bei den meisten Patienten ist die Tagesschläfrigkeit das erste Symptom mit dem sich die Narkolepsie manifestiert. Dabei kann es mehrmals am Tag zu Einschlafattacken kommen.[14]

Weeß zeigt anhand einer Aussage eines Betroffenen auf, wie sich diese Müdigkeit auswirken kann:

„[…] Zuletzt bin ich während des Essens eingeschlafen, mein Kopf sank herunter und tunkte in den Teller. Das Geld für einen Kinobesuch kann ich mir sparen. Vom Film bekomme ich ohnehin nichts mit.[15]
Quelle: Hans Günter Weeß, Schlaf wirkt Wunder. München 2008, S.281

Es handelt sich um eine Müdigkeit der nicht widerstanden werden kann, auch wenn die Betroffenen genug schlafen. Die Dauer des ungewollten Schlafens kann von Patient zu Patient sehr unterschiedlich sein. Es besteht die Möglichkeit, dass Einschlafattacken schon nach einer Minute vorbei sind, ebenso kann der Patient auch erst nach einer halben Stunde erwachen.[16]

3.2 Ursachen
Der Wissenschaft ist es derzeit noch nicht möglich eine konkrete Ursache für das Auftreten von Narkolepsie festzulegen. Es wird vermutet, dass es sich um einen Immundefekt handelt, der auch erblich bedingt sein könnte. Diese These basiert auf der Tatsache, dass bei Narkolepsie-Patienten - wie schon unter 3.1 erläutert - weniger von dem Botenstoff Hypocretin produziert wird als bei Gesunden. Der Botenstoff Hpocretin ist zuständig für den Rhythmus der Schlaf-Wach-Funktion. Ohne diesen Stoff kann der Mensch keinen normalen Schlafrhythmus erleben. Bei einem Immundefekt wird deshalb davon ausgegangen, dass die Zellen - die für die Produktion von Hypocretin verantwortlich sind - zerstört werden. Wie sich diese Problematik jedoch darauf auswirkt, dass Betroffene unter Schlaf-und Lähmungsattacken leiden, ist noch unklar.[17] [18]

3.3 Betroffene in Deutschland

Abbildung 1: Stationäre Behandlungsfälle 2002 mit der Hauptdiagnose „Schlafstörungen"

Diagnose		Fälle			Fälle pro 100.000 Einwohner		
		Gesamt	Männer	Frauen	Gesamt	Männer	Frauen
G47	Schlafstörungen	156.460	122.863	33.597	189,7	304,8	79,7
G47.3	Schlafapnoe	149.441	118.703	30.738	181,2	294,5	72,9
G47.4	Narkolepsie und Kataplexie	707	420	287	0,9	1,0	0,7

Quelle: Statistisches Bundesamt, Gesundheitsberichterstattung des Bundes. Berlin 2005, Heft 27, S. 20

---

[13] Vgl. Peter Geisler, Hypersomnie, Narkolepsie und Tagesmüdigkeit. Bremen 2009, S.28
[14] Vgl. Geert Mayer, Taschenatlas spezial – Narkolepsie. Stuttgart 2006, o.S.
[15] Vgl. Hans-Günter Weeß, Schlaf wirkt Wunder. München 2008, S.281
[16] Vgl. Peter Geisler, Hypersomnie, Narkolepsie und Tagesmüdigkeit. Bremen 2009, S.42
[17] Vgl. Jürgen Zulley, Mein Buch vom guten Schlaf. München 2005, 1.Auflage, S.207
[18] Vgl. Reinhard Horowski, Schlafstörungen. Niederhausen 2001, S.55

Anhand dieser Statistik ist ersichtlich, dass es 2002 bereits etliche stationäre Behandlungen wegen Schlafstörungen gegeben hat. Narkolepsie-Behandlungen gab es insgesamt 707. Nicht abschätzbar ist die Dunkelziffer. In einem Telefonat mit Herrn Dr. med. Peter Geisler hat auch dieser mir bestätigt, dass die Dunkelziffer in Deutschland sehr hoch sein dürfte, da viele Menschen ihre Symptome nicht deuten können oder es Jahre dauert bis Narkolepsie von ärztlicher Seite diagnostiziert werden kann. Nach den im Augenblick vorliegenden Untersuchungen wird die Zahl der Narkolepsie-Patienten in Deutschland auf ca. 35.000 Menschen geschätzt.[19]

4. Krankheitsbild
4.1 Erkennen der Narkolepsie

Die Schwierigkeit, Narkolepsie diagnostizieren zu können liegt also überwiegend darin, dass die Betroffenen ihre Symptome häufig nicht direkt wahrnehmen. Vermehrte Tagesmüdigkeit oder leichte Kataplexien werden nicht registriert, so werden z.B. kurze Momente des Muskelversagens als normal erlebt. Dem behandelnden Arzt ist es dahin gehend oftmals nicht möglich eine Diagnose aufzustellen.[20] Dies erweist sich ohnehin als schwierig, da Narkolepsie immer noch – wie schon unter 3.3 genannt - als sehr selten diagnostizierte Krankheit anzusehen ist.

4.2 Möglichkeiten bei Verdacht auf Narkolepsie

Besteht ein Verdacht auf Narkolepsie, kann dies durch verschiedene Fragebögen, neurologische Tests oder ein Schlaflabor festgestellt werden (ebd.). Im Folgenden werden die einzelnen Möglichkeiten benannt und erläutert, die im Schlaflabor heutzutage durchgeführt werden können um Narkolepsie zu diagnostizieren.

Polysomnographie

Um verschiedene Schlafveränderungen feststellen zu können, wird das Verfahren der Polysomnographie angewandt. Es werden verschiedene Messmethoden verwendet um unterschiedliche Ergebnisse zu erzielen wie z.B. die Veränderungen der Schlafstadien, der Augenbewegungen, der Hirnströme sowie der Muskelanspannungen. Der Betroffene schläft bei dieser Untersuchung eine Nacht im Schlaflabor und die Auswertung erfolgt am Morgen.[21]

Multiple-Schlaf-Latenz-Test

Der Patient wird gebeten ca. 4-5 Mal am Tag im Abstand von je 2 Stunden einzuschlafen. Dabei wird gemessen, wie viel Zeit der Betroffene braucht um einzuschlafen.[22]

---

[19] Vgl. Geert Mayer, Taschenatlas spezial - Narkolepsie. Stuttgart 2006, o.S.
[20] Vgl. UCB Pharma GmbH, Narkolepsie – den Ursachen auf der Spur. https://www.ucb.de/therapiebereiche/narkolepsie, Zugriff: 26.07.2020
[21] Vgl. Qualimedic, Gesunder Schlaf. Köln 2001, S.48
[22] Vgl. UCB Pharma GmbH, Narkolepsie-Testverfahren. https://www.hellwach-narkolepsie-erkennen.de/was-ist-narkolepsie/diagnose-von-narkolepsie/test-verfahren, Zugriff: 21.07.2020

Mehrfach-Wachbleibe-Test

Dieser Test misst die Fähigkeit, wach zu bleiben. Der Patient sitzt dabei in einem bequemen Sessel in einem abgedunkelten Raum und wird dazu angehalten 4 Mal am Tag für 40 Minuten wach zu bleiben.[23]

Vigilanztest

Mit dem Begriff Vigilanz bezeichnet man die Wachheit und Aufmerksamkeit des Patienten, die bei diesem Test gemessen werden. Der Test wird am Computer durchgeführt und dauert ca. 25-60 Minuten. Da es Narkolepsie-Patienten oft schwerfällt sich in eintönigen Situationen lange zu konzentrieren, ist dies eine große Herausforderung für sie.[24]

4.3 Formen
4.3.1 Narkolepsie Typ

Kennzeichnend für Typ 1 sind - zusätzlich zu den Einschlafattacken - auch Kataplexien, ein sogenannter Muskelverlust (dazu mehr unter Punkt 5.1). Selten sind diese aber von Anfang an festzustellen. Kataplexien können auch erst Wochen oder Jahre später eintreten. Dennoch ist bei Typ 1 das Hauptsymptom zunächst wie auch bei Typ 2 die Tagesschläfrigkeit.[25]

4.3.2 Narkolepsie Typ 2

Bei Narkolepsie Typ 2 treten im Gegensatz zu Typ 1 keine Kataplexien auf. Diese können jedoch innerhalb von 8 Jahren in Erscheinung treten.
Wenn die Voraussetzungen zur Diagnose von Narkolepsie im Schlaflabor erfüllt werden und vorerst nur eine andauernde Müdigkeit vorliegt, wird zunächst die Diagnose „Narkolepsie Typ 2" gestellt. Sollten Kataplexien im Nachhinein noch auftreten, wird die Diagnose in „Typ 1" geändert (ebd.).

5. Begleiterscheinungen
5.1 Kataplexien

Das Symptom Kataplexie ist bisher in dieser Form noch bei keiner anderen Erkrankung aufgetreten und ist dementsprechend für Narkolepsie kennzeichnend.[26] Hierbei spricht man von einem plötzlichen Verlust des Muskeltonus (Muskelversagen), der durch starke Affekte ausgelöst wird wie z.B. Wut, Freude und Ärger. Das Ausmaß des Muskelversagens kann individuell sehr unterschiedlich sein (ebd). In leichteren Fällen ist es möglich, dass eine Kataplexie beispielsweise nur zu einer Erschlaffung der Gesichtsmuskulatur führt. In schwereren Fällen kann ein Verlust der Beinmuskulatur dazu führen, dass der Betroffene in sich zusammensackt.[27] Atem-

---

[23] Vgl. Geert Mayer, Taschenatlas spezial - Narkolepsie. Stuttgart 2006, o.S
[24] Vgl. UCB Pharma GmbH, Narkolepsie-Testverfahren. https://www.hellwach-narkolepsie-erkennen.de/was-ist-narkolepsie/diagnose-von-narkolepsie/test-verfahren, Zugriff: 21.07.2020
[25] Vgl. DGSM, Patientenratgeber Narkolepsie. Klingenmünster 2019, S.6 -7
[26] Vgl. Peter Geisler, Hypersomnie, Narkolepsie und Tagesmüdigkeit. Bremen 2009, S.43
[27] Vgl. UCB Pharma GmbH, Symptome der Narkolepsie. https://www.ucb.de/therapiebereiche/narkolepsie, Zugriff: 22.07.2020

und Zungenmuskulatur sind jedoch nie betroffen.[28] Das Bewusstsein des Patienten ist bei einer Kataplexie nicht getrübt, was bedeutet, dass sie sich i.d.R. gegen Ende der Kataplexie an die meisten Dinge erinnern können, die währenddessen um sie herum geschehen sind.[29] Auch bei der Häufigkeit können große Unterschiede verzeichnet werden. Laut Peter Geisler erleiden manche Patienten nur eine Kataplexie im Monat, andere bis zu 100 an einem Tag (ebd). Nach der UCB Pharma GmbH sind Kataplexien bei 80% - 90% der Narkolepsie-Patienten nachweisbar.[30]

5.2 Hypnagoge/Hypnopompe Halluzinationen

Unter hypnagogen/hypnopompen Halluzinationen wird die lebhafte und realistische Traumwahrnehmung verstanden. Als hypnagoge Halluzinationen bezeichnet man jene, die beim Einschlafen auftreten und als hypnopompe Halluzinationen wiederum solche, die beim Aufwachen auftreten.[31] Diese dauern i.d.R. nur wenige Minuten an, werden aber von Betroffenen als lang andauernd empfunden. Es kann sich dabei um verschiedene Wahrnehmungen handeln, beispielsweise, dass eine Gestalt das Zimmer betritt (Sinnestäuschungen), Betroffene sich selbst vor sich stehen sehen oder sie das Gefühl haben es setze sich eine Gestalt neben sie etc.[32] [33] Auch können Geräusche wahrgenommen werden, wie z.B. das Schreien eines Babys oder Türklingeln (akustische Halluzinationen).[34] Begleiterscheinung ist dabei häufig eine Schlaflähmung.

5.3 Schlaflähmungen (Schlafparalyse)

Das Symptom Schlaflähmung wird auch als Schlafparalyse bezeichnet. Bei diesem Phänomen ist es dem Betroffenen unmöglich sich beim Einschlafen oder Aufwachen zu bewegen und er fühlt sich wie gelähmt. Dieser Zustand kann bis zu mehreren Minuten andauern und wird als sehr unangenehm empfunden. Betroffene erleben hierbei oft lebhafte, traumähnliche Erlebnisse, welche mit Angstgefühlen einhergehen können (Halluzinationen).[35] [36] Um die genannten Thesen zu belegen beziehe ich mich auf das Buch „Schlaf wirkt Wunder" von Hans-Günter Weeß, dort berichtet ein Patient:

„Oft wird aus Angst Panik. […] Irgendwann, nach gefühlten Stunden, geht sie von alleine weg. Tatsächlich sind es oft nur wenige Minuten gewesen. An manchen Abenden habe ich bereits beim Einschlafen Angst vor dem Aufwachen."[37]
Quelle: Hans-Günter Weeß, Schlaf wirkt Wunder. München 2018, S.280

---

[28] Vgl. Geert Mayer, Taschenatlas spezial - Narkolepsie. Stuttgart 2006, o.S

[29] Vgl. Peter Geisler, Hypersomnie, Narkolepsie und Tagesmüdigkeit. Bremen 2009, S.44

[30] Vgl. UCB Pharma GmbH, Symptome der Narkolepsie. https://www.ucb.de/therapiebereiche/narkolepsie, Zugriff: 22.07.2020

[31] Vgl. Geert Mayer, Taschenatlas spezial – Narkolepsie -. Stuttgart 2006. o.S.

[32] Vgl. Peter Geisler, Hypersomnie, Narkolepsie und Tagesmüdigkeit. Bremen 2009, S.45

[33] Vgl. UCB Pharma GmbH, Symptome der Narkolepsie. https://www.ucb.de/therapiebereiche/narkolepsie, Zugriff: 22.07.2020

[34] Vgl. Geert Mayer, Taschenatlas spezial - Narkolepsie. Stuttgart 2006, o.S.

[35] Vgl. Qualimedic, Guter Schlaf. Köln 2001, S. 129

[36] Vgl. Peter Geisler, Hypersomnie, Narkolepsie und Tagesmüdigkeit. Bremen 2009, S.45

[37] Vgl. Hans-Günter Weeß, Schlaf wirkt Wunder. München 2018, S.280

Die UCB Pharma GmbH erläutert, dass die Schlafparalyse auch bei bis zu 6% der Normalbevölkerung auftritt.[38] Als Anlage dieser Hausarbeit wurde ein Interview mit einer außenstehenden Person geführt, welche dieses Phänomen mit Halluzinationen erleben musste (siehe Anlage 1).

5.4 Automatisches Handeln

Hierbei führen Betroffene in Schläfrigkeitsphasen automatisierte Tätigkeiten aus. Die ausgeführten Tätigkeiten sind oft fehlerhaft z.b. beim Schreiben oder Autofahren etc.[39]

6. Therapiemöglichkeiten

Zu unterscheiden ist hierbei zwischen der nicht-medikamentösen und medikamentösen Behandlung.
Häufig wird eine Kombination aus beiden Behandlungen gewählt, um die Lebensqualität der Betroffenen so weit wie möglich zu verbessern.[40]

6.1 Nicht-medikamentöse Therapie
6.1.1 Schlafhygiene

Die Schlafhygiene dient als Grundlage der Therapie einer Narkolepsie. Damit werden Verhaltensweisen bezeichnet, die einen gesunden Schlaf fördern (ebd.). Durch die erhöhte Tagesmüdigkeit sollen eine gesunde Schlafmenge und regelmäßige Schlafzeiten festgelegt werden. Möglich ist dies durch ein Schlafprotokoll. Anhand dieses Protokolls sollen die günstigsten Ein- und Aufwachphasen aufgestellt werden.[41] [42] Weitere schlafhygienische Regeln können nach der DGSM sein, dass Patienten täglich zur gleichen Zeit aufstehen oder nur schlafen, wenn sie wirklich müde sind.[43]

6.1.2 Pausen/Mittagsschlaf

Um die Tagesmüdigkeit zu verringern können sowohl Pausen als auch ein Mittagsschlaf dienen. Nach Geisler wird ein Mittagsschlaf i.d.R. als erholsam beschrieben.[44] Wenn diese Erholungsmöglichkeiten richtig eingesetzt werden, ist es den Patienten möglich, in wichtigen Situationen leistungsfähiger zu sein.[45]

6.1.3 Ernährung und Sport

Weitere hilfreiche Perspektiven können zum Einen eine ausgewogene Ernährung und zum Anderen sportliche Betätigung sein. In Zusammenhang mit der Ernährung

---

[38] Vgl. UCB Pharma GmbH, Symptome der Narkolepsie. https://www.ucb.de/therapiebereiche/narkolepsie, Zugriff: 22.07.2020
[39] Vgl. DGSM, Patientenratgeber Narkolepsie. Klingenmünster 2019, S.5
[40] Vgl. UCB Pharma GmbH, Narkolepsie kann behandelt werden. https://www.ucb.de/therapiebereiche/narkolepsie, Zugriff: 23.07.2020
[41] Vgl. Geert Mayer, Taschenatlas spezial - Narkolepsie -. Stuttgart 2006, o.S.
[42] Vgl. DGSM, Patientenratgeber Narkolepsie. Klingenmünster 2019, S.10
[43] Vgl. DGSM, Patientenratgeber Ein-und Durchschlafstörungen. Klingnmünster 2011, S.6
[44] Vgl. Peter Geisler, Hypersomnie, Narkolepsie und Tagesmüdigkeit. Bremen 2009, S.77
[45] Vgl. DGSM, Patientenratgeber Narkoelspie. Klingenmünster 2019, S.10

spricht Geisler davon, dass Übergewicht ein großes Problem bei Narkolepsie-Patienten darstellt. Ein erhöhtes Körpergewicht führt zu erhöhter Müdigkeit und eine gesunde Ernährung dient dazu, langsamer zu ermüden als bei schweren Mahlzeiten.[46] Auch Mayer erläutert, dass eine Gewichtsabnahme die Tagesschläfrigkeit verbessern kann.[47] Ebenso ist es durch körperliche Betätigung möglich, die Wachheit am Tag zu erhöhen (ebd.).

6.2 Medikamentöse Therapie

Vorab ist zu erwähnen, dass noch keine Behandlung möglich ist, die den natürlichen Verlauf der Erkrankung wesentlich beeinflusst.
Bis zum jetzigen Zeitpunkt gibt es auch kein allgemeines Arzneimittel, dass sowohl gegen Tagesschläfrigkeit als auch gegen Kataplexien eingesetzt werden kann. Diese Tatsache belegt, dass es meist unumgänglich ist, verschiedene Medikamente zu kombinieren.

6.2.1 Tagesschläfrigkeit, Einschlafattacken

Zur Behandlung der Symptomatik werden i.d.R. Medikamente wie Modanafil, Natriumoxybat oder Methylphenidat eingesetzt. Im Folgenden werden die genannten Arzneimittel kurz erläutert.[48]

6.2.1.1 Modanafil

Dieses Medikament soll eine möglichst geringe Beeinträchtigung des Nachtschlafs bewirken. Es dauert ca. 10-12 Stunden bis die Wirkung des Medikaments eintritt. Somit wird den Patienten empfohlen, dies nicht später als am frühen Nachmittag einzunehmen. Eine Abhängigkeit konnte nicht festgestellt werden (ebd.).

6.2.1.2 Natriumoxybat

Dieses Arzneimittel zeichnet sich durch seinen stark schlaffördernden Effekt aus. Der Wirkungseintritt erfolgt hier spätestens innerhalb einer Stunde und endet innerhalb von 3-4 Stunden. Es hat ein hohes Missbrauchspotenzial, eine Abhängigkeit wäre aber unwahrscheinlich. Bei Absetzen dieses Medikaments ist es möglich, dass Schlafstörungen zeitnah wieder auftreten (ebd.).

6.2.1.3 Methylphenidat

Methylphendidat soll die Schläfrigkeit mindern und die Aufmerksamkeit erhöhen. Appetitlosigkeit kann damit einhergehen, ebenso wie steigender Blutdruck und Körpertemperatur. Die Wirkungszeit beläuft sich auf 4-5 Stunden.[49]

---

[46] Vgl. Peter Geisler, Hypersomnie, Narkolepsie und Tagesmüdigkeit. Bremen 2009, S.77
[47] Vgl. Geert Mayer, Taschenatlas spezial - Narkoelspie -. Stuttgart 2006, o.S.
[48] Vgl. Peter Geisler, Hypersomnie, Narkolepsie und Tagesmüdigkeit. Bremen 2009, S.64-67
[49] Vgl. Geert Mayer, Taschenatlas spezial. Stuttgart 2006, o.S.

6.2.2 Kataplexien (Schlaflähmung, Halluzinationen)
6.2.2.1 Natriumoxybat

Wie zuvor schon genannt gilt Natriumoxybat als stark schlafförderndes Mittel. Mit zeitlicher Verzögerung ist es möglich, dass sich auch die Kataplexien verringern. Für die Verringerung der Kataplexien wurde von Zulassungsstudien ein Zeitraum von bis zu 4 Wochen mitgeteilt. In der klinischen Beobachtung hat sich erwiesen, dass es auch mehrere Monate dauern kann.[50]

6.2.2.2 Clomipramin

Dieses Arzneimittel wird der Gruppe der Antidepressiva zugeordnet. Damit soll es laut Geert Mayer möglich sein, eine deutliche Besserung von Kataplexien und Halluzinationen zu erzielen. Ähnlich als bei den anderen Medikamenten ist es auch hier möglich das nach Absetzen des Arzneimittels vermehrt Kataplexien auftreten.[51]

7. Leben mit Narkolepsie
7.1 Im Alltag

Die Narkolepsie kann sich hierbei oftmals als sehr schwierig erweisen, denn je nach Ausprägung kann es die Patienten im normalen Alltag stark einschränken. Um diese Problematik zu erläutern, werde ich die Sachlage an Beispielen darlegen. Eine Patientin beschreibt ihre Kataplexien beim Sport. Sie sagt, dass immer, wenn sie kurz davor ist ein Tor zu schießen, ihre Kraft nachlässt und sie dadurch schon oft gestürzt ist und sich verletzt hat.[52] Ein anderer Patient schildert, dass ihn die Müdigkeit auf einer geraden Strecke auf der Autobahn übermannte und er erst durch das Ruckeln des Autos im hohen Gang wachgeworden ist.[53] Diese Situationen verdeutlichen, dass eine Narkolepsie sowohl für Patienten selbst als auch für die Mitmenschen nicht ungefährlich sind. Sowohl Verletzungs- als auch Gefährdungspotenzial sind durch Einschlafattacken und Kataplexien enorm hoch. Da die Krankheit im Volksmund nicht bekannt ist, werden Patienten auch mit Vorurteilen konfrontiert. Eine Schülerin berichtet, sie konnte in der Schule ihre Müdigkeit nicht zurückhalten und dem Unterricht nicht mehr folgen. Lehrer haben sie in die letzte Reihe verbannt mit der Begründung „Schlafende Kinder haben es nicht verdient in der ersten Reihe zu sitzen." Auch wurde es als Desinteresse gedeutet (ebd). Ebenso ist die Freizeitgestaltung als schwierig anzusehen - Kino und Theater werden vermieden, da die Neigung zu hoch ist während dem Film einzuschlafen (ebd.). Auch bei öffentlichen Verkehrsmitteln besteht die Gefahr, die Haltestelle zu verschlafen.[54]

7.2 Narkolepsie und Berufswahl

Grundlegend ist es nicht ausgeschlossen, beruflich etwas zu erreichen. Berufe, die mit Steuer-, Überwachungs- und Fahrtätigkeiten einhergehen sollten vermieden werden, da dort beispielsweise eine Schlafattacke von nicht kleiner Bedeutung

---

[50] Vgl. Peter Geisler, Hypersomnie, Narkolepsie und Tagesmüdigkeit. Bremen 2009, S.64
[51] Vgl. Geert Mayer, Taschenatlas spezial. Stuttgart 2006, o.S.
[52] Vgl. Peter Geisler, Hypersomnie, Narkolesie und Tagesmüdigkeit. Bremen 2009, S.43
[53] Vgl. Hans-Günter Weeß, Schlaf wirkt Wunder. München 2018, S.282
[54] Vgl. Peter Geisler, Hypersomnie, Narkolepsie und Tagesmüdigkeit. Bremen 2009, S.48

wäre.[55] Als Folge könnten Unfälle resultieren. Ähnliches gilt auch für den Schicht-
dienst, denn der ohnehin gestörte Rhythmus von Schlafen und Wachen kann
dadurch weiter destabilisiert werden (ebd.). Ungeachtet dessen, dass Betroffene
nicht gleich erwerbsunfähig sind, sind laut Peter Geisler einige Narkolepsie-Patienten von Arbeitslosigkeit betroffen (ebd.).

7.3 Narkolepsie und Arbeitsplatz

Von Vorteil ist es für die Patienten, wenn sie die Möglichkeit auf einen Arbeitsplatz
haben, bei dem sie aktiv sein können und auch Möglichkeiten haben regelmäßige
Pausen einzulegen.[56] Dadurch können Arbeiten problemlos ausgeführt werden,
denn die Tagesmüdigkeit wird gemindert.[57] Am Beispiel einer Heilerzieherin wird
deutlich, dass auch solche Berufe ausgeübt werden können. Eine Einschränkung
besteht lediglich darin, dass sie keine Nachtschichten alleine machen kann, da sie
bei Notfällen zunächst umkippt und nicht reagieren kann.[58] Dies ist aber durch grö-
ßeren Personaleinsatz oder andere Schichtpläne ausgleichbar.

8. Fazit

Als größte Problemfelder zeigen sich bei dieser Krankheit das Medikamentendefizit
und die mangelnde Kenntnis, die Krankheit diagnostizieren zu können. Problema-
tisch scheint es mir vor allem, dass die Betroffenen ihre Symptome z.B. Tagesschläfrigkeit nicht als ungewöhnlich ansehen und sich demnach nicht zu einer Untersuchung begeben. Auch liegt es aber daran, dass Ärzte Beschwerden nicht ernst
nehmen und Patienten als Psychopaten oder Simulanten abtun.[59] Das Medikamentendefizit erweist sich als Problemfeld, da es heutzutage noch kein allgemeines Arzneimittel gibt, dass mehrere Symptome gleichzeitig behandelt. So müssen für
Kataplexien und Tagesschläfrigkeit verschiedene Medikamente miteinander kombi-
niert werden. Zum Umgang mit der Krankheit heutzutage lässt sich sagen, dass die
Patienten bei diagnostizierter Narkolepsie mit den Medikamenten ihre Einschrän-
kungen minimieren können. Es ist Ihnen trotz Narkolepsie möglich zu arbeiten oder
Freizeitaktivitäten auszuüben. Auch die Schlafhygiene kann zur Verringerung der
Symptome hilfreich sein, z.B. bei anstrengenden Aktivitäten vorher einen Mittags-
schlaf zu halten. Vorurteile derart wie in Punkt 7.1 aufgeführt, dürften nicht vorkom-
men. Es wurde in diesen Beispielen nicht in Betracht gezogen, dass es sich um eine
Krankheit handeln könnte, sondern das Verhalten wird als träge und faul eingestuft.
Hier empfiehlt es sich, Möglichkeiten heraus zu kristallisieren, welche z.B. Lehrer
oder Arbeitgeber erkennen lässt, dass es sich um keine normale Müdigkeit handelt.
Wie Peter Geisler in seinem Buch „Hypersomnien, Narkolepsie und Tagesmüdigkeit" erläutert, gibt es bis heute keine speziellen Narkolepsie-Fragebögen in deut-
scher Sprache, sondern nur in Englisch. Das ist ein Forschungsschritt, der definitiv
noch Ausbaupotenzial hat.

---

[55] Vgl. Peter Geisler, Hypersomnie, Narkolepsie und Tagesmüdigkeit. Bremen 2009, S.48
[56] Vgl. UCB Pharma GmbH, Narkolepsie und Arbeitsplatz. https://www.hellwach-narkolepsie-erken-
nen.de/leben-mit-narkolepsie/narkolepsie-und-arbeitsplatz, Zugriff: 25.07.2020
[57] Vgl. Peter Geisler, Hypersomnie, Narkolepsie und Tagesmüdigkeit. Bremen 2009, S.48
[58] Vgl. Hans-Günter Weeß, Schlaf wirkt Wunder. München 2018, S.283
[59] Vgl. Hans-Günter Weeß, Schlaf wirkt Wunder. München 2018, S.285

Literaturverzeichnis

gedruckte Quellen:

DGSM: Patientenratgeber Ein- und Durchsschlafstörungen, Klingenmünster: Dr. Hans-Günter Weeß 2011.

DGSM: Patientenratgeber Narkolepsie, Klingenmünster: Dr. Hans-Günter Weeß 2019.

Geisler, Peter: Hypersomnie, Narkolepsie und Tagesmüdigkeit, Bremen: UNI-MED Verlag AG 2009.

Horowski, Reinhard: Schlafstörungen, Niederhausen: Falken 2001.

Mayer, Geert: Taschenatlas spezial – Narkolepsie, Stuttgart: Thieme 2006.

Qualimedic: Gesunder Schlaf, Köln: Neuer Honos Verlag 2001.

Robert-Koch-Institut: Schlafstörungen, Heft 27, Berlin: RKI 2005.

Weeß, Hans-Günter: Schlaf wirkt Wunder, München: Droemer Verlag 2018.

Zulley, Jürgen: Mein Buch vom guten Schlaf, 1. Auflage, München: Verlag Zabert Sandmann 2005.

Internetquellen:

UCB Pharma GmbH: Narkolepsie – den Ursachen auf der Spur, UCB Pharma GmbH, o.J., unter: https://www.ucb.de/therapiebereiche/narkolepsie [abgerufen am 16.07.2020].

UCB Pharma GmbH: Narkolepsie – den Ursachen auf der Spur, Narkolepsie kann behandelt werden, UCB Pharma GmbH, o.J., unter: https://www.ucb.de/therapiebereiche/narkolepsie [abgerufen am. 23.07.2020].

UCB Pharma GmbH: Narkolepsie-Testverfahren, UCB Pharma GmbH, o.J., unter: https://www.hellwach-narkolepsie-erkennen.de/was-ist-narkolepsie/diagnose-von-narkolepsie/test-verfahren [abgerufen am: 21.07.2020].

UCB Pharma GmbH: Narkolepsie und Arbeitsplatz, UCB Pharma GmbH, o.J., unter: https://www.hellwach-narkolepsie-erkennen.de/leben-mit-narkolepsie/narkolepsie-und-arbeitsplatz [abgerufen am: 25.07.2020].

UCB Pharma GmbH: Narkolepsie – den Ursachen auf der Spur, Symptome der Narkolepsie, UCB Pharma GmbH, o.J., unter: https://www.ucb.de/therapiebereiche/narkolepsie [abgerufen am:22.07.2020].

Interview zur Schlaflähmung mit begleitenden Halluzinationen

Das Interview wurde mit einer Person geführt, die das Phänomen „Schlafparalyse" seit 2018 erlebt und nun darüber berichtet.

1. *„Wie hat sich die Schlafparalyse bei Ihnen bemerkbar gemacht?"*
„Zum ersten Mal ist es bei einem Mittagsschlaf aufgetreten, als ich noch zu Hause gewohnt habe. Ich war bei Bewusstsein, aber konnte mich einfach nicht bewegen. Meine Mutter hat es manchmal gesehen und dachte ich schlafe unruhig oder träume schlecht. Ich habe selbst gemerkt, dass dabei mein Blutdruck niedriger wird und ich wie in Ohnmacht falle."

2. *„Haben Sie sich sofort etwas dabei gedacht oder erst nach mehrmaligem Auftre-ten?"*
„Zunächst habe ich mir nichts dabei gedacht. Erst als es immer wiederkehrte, habe ich mir wirklich Gedanken gemacht. Ich habe mich gefragt, was das zu bedeuten hat und was das genau ist. Als ich dann im Laufe des Jahres 2018 ausgezogen bin wurde es noch schlimmer. Ich sah eine schwarze Gestalt, die auf mich zukam und sich zu mir setzte oder sich auf mich legte. Ein anderes Mal sah ich mich selbst vor mir stehen. Es war wie in einem Horrorfilm."

3. *„Wie sind Sie darauf gekommen, dass es sich um eine Schlafparalyse handeln könnte?"*
„Es hat mir keine Ruhe mehr gelassen, ich habe gemerkt, dass ich verrückt werde, wenn ich nicht langsam herausfinde was es damit auf sich hat. Ich habe angefangen meine Symptome im Internet zu erfragen und habe mich so mit der Schlafparalyse beschäftigt. Viele Menschen haben von den gleichen Symptomen berichtet. Diese lebhaften Träume werden als Halluzinationen bezeichnet, die bei einer Schlafpara-lyse vermehrt auftreten können."

4. *„Haben Sie mit Ihrer Familie darüber gesprochen?"*
„Ja, vor allem mit meinen Eltern. Ich wusste gar nicht, wie ich das Thema aufgreifen soll. Sie haben gesagt das wäre sicher die Angst vor dem Umzug in meine eigene Wohnung oder ich hätte zu viel Stress auf der Arbeit. Sie haben mir eigentlich nicht geglaubt und dachten ich bilde mir das alles nur ein. Als ich dann aber keine Ruhe gegeben habe und Ihnen nicht nur von den Symptomen, sondern auch von meiner Internetrecherche erzählte, sagte meine Mutter ich solle doch mal einen Arzt aufsu-chen."

5. *„Waren Sie dann anschließend bei einem Arzt?"*
„Ja, ich bin zu meinem Hausarzt gegangen und habe ihm sowohl von dem Gefühl des niedrigen Blutdrucks als auch von der Bewegungsunfähigkeit und den Sympto-men wie z.B. von der schwarzen Gestalt erzählt. Mein Blutdruck wurde über meh-rere Tage kontrolliert, aber es konnte nichts Ungewöhnliches festgestellt werden. Er war der Meinung, es könnte sich dabei um eine Schlafparalyse mit Halluzinationen handeln. Ich könnte auch einen Termin in einem Schlaflabor machen, um der Sache

näher auf den Grund zu gehen. Aber ich wollte nicht ins Schlaflabor, ich wollte es zuerst so versuchen."

6. „Wie oft erleben Sie die Schlafparalyse?"
„Am Anfang trat es vermehrt nur bei einem Mittagsschlaf auf oder wenn ich abends auf der Couch eingeschlafen bin. Im Laufe der Zeit als ich dann ausgezogen bin hatte ich es aber mehrmals die Woche auch nachts im Bett. Heute ist es aber lange nicht mehr so häufig, es tritt nur noch auf, wenn ich einen Mittagsschlaf mache."

7. „Haben Sie Angst vor dem Einschlafen gehabt?"
„Ja, ich hatte extreme Angst. Ich wollte gar nicht mehr schlafen, da die Träume in der ersten Zeit immer schlimmer wurden. Ich hatte Angst, dass es noch schlimmer werden könnte. Auch das Gefühl sich dabei nicht bewegen zu können war sehr unangenehm und hat öfters zu Panik geführt."

8. „Wie gehen Sie heute damit um?"
„Seit ich mit anderen darüber gesprochen und mich selbst sehr intensiv mit dem Thema beschäftigt habe, kann ich es gut akzeptieren. Ich weiß, dass es nicht gefährlich werden kann, das beruhigt mich. Ich habe der schwarzen Gestalt irgendwann einen Namen gegeben und auch das macht es glaube ich einfacher wenn ich weiß, dass Tobi einfach „zu Besuch" da ist und mir nichts Böses will. Wenn ich heutzutage eine Schlafparalyse erlebe versuche ich bewusst irgendeine kleine Bewegung zu erreichen, damit mein Körper aus der Starre erwacht. Das kann zum Beispiel sein, einen Finger zu bewegen. Aber das erfordert Übung, es ist wirklich nicht leicht."

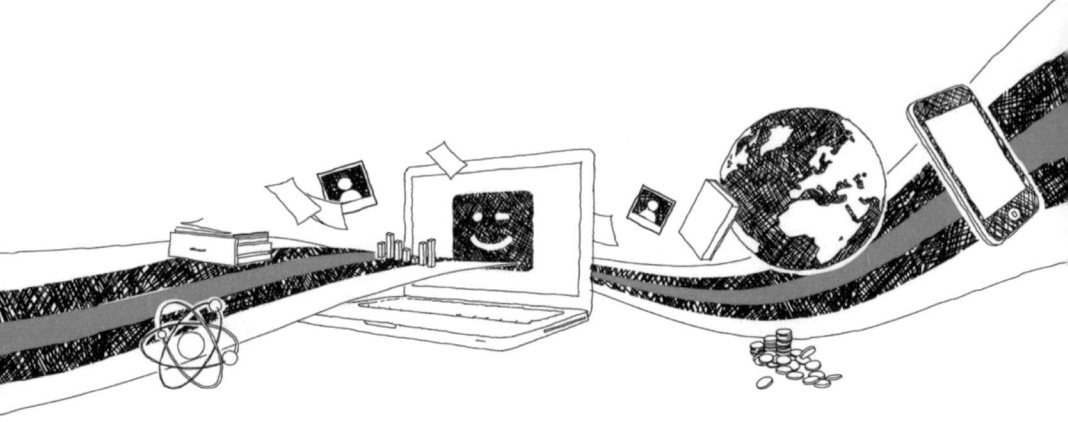
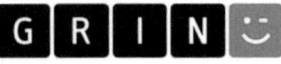